BEI GRIN MACHT SICH IHR WISSEN BEZAHLT

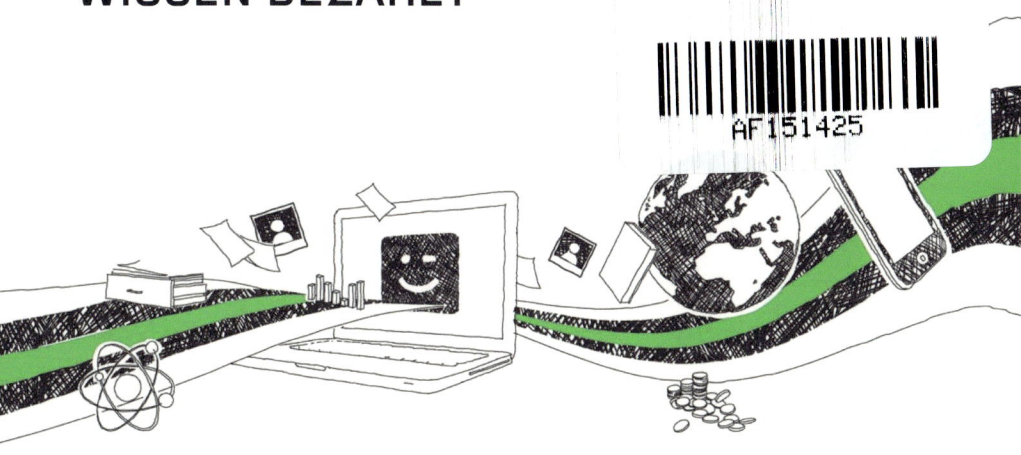

AF151425

- Wir veröffentlichen Ihre Hausarbeit, Bachelor- und Masterarbeit

- Ihr eigenes eBook und Buch - weltweit in allen wichtigen Shops

- Verdienen Sie an jedem Verkauf

Jetzt bei www.GRIN.com hochladen und kostenlos publizieren

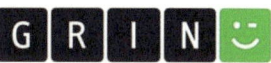

Julia Hock

Hypertonie: Prävention, Intervention, Rehabilitation

GRIN Verlag

Bibliografische Information der Deutschen Nationalbibliothek:

Die Deutsche Bibliothek verzeichnet diese Publikation in der Deutschen National-
bibliografie; detaillierte bibliografische Daten sind im Internet über http://dnb.d-
nb.de/ abrufbar.

Impressum:

Copyright © 2013 GRIN Verlag GmbH
Druck und Bindung: Books on Demand GmbH, Norderstedt Germany
ISBN: 978-3-656-41520-6

Dieses Buch bei GRIN:

http://www.grin.com/de/e-book/212815/hypertonie-praevention-intervention-
rehabilitation

GRIN - Your knowledge has value

Der GRIN Verlag publiziert seit 1998 wissenschaftliche Arbeiten von Studenten, Hochschullehrern und anderen Akademikern als eBook und gedrucktes Buch. Die Verlagswebsite www.grin.com ist die ideale Plattform zur Veröffentlichung von Hausarbeiten, Abschlussarbeiten, wissenschaftlichen Aufsätzen, Dissertationen und Fachbüchern.

Hypertonie

Prävention, Intervention, Rehabilitation

Julia Hock
Pädagogische Hochschule Freiburg
2013

Inhaltsverzeichnis

1. Prävention

Wie bei den meisten Herz-Kreislauferkrankungen ist auch die arterielle Hypertonie eine Erkrankung, bei der eine Rehabilitation im Sinne einer vollkommenen Heilung nicht möglich ist. Umso wichtiger ist es deshalb, so früh wie möglich präventiv gegenzuwirken und nicht nur vermehrt ältere Personen in die Prävention einzubeziehen, sondern auch schon im Kindes- und Jugendalter aufzukären und zu schulen. Prävention und Intervention gehen hierbei inhaltlich stark ineinander über.

Die Senkung von kardiovaskulären Risikofaktoren kann zu einer signifikanten Verbesserung des deutschen Gesundheitszustands beitragen und eine teure und nur bedingt effektive medikamentöse Behandlung ersetzen oder zumindest reduzieren. Dazu muss die Attraktivität der Hypertonieprävention mit Hilfe von Ärzten und weiteren Gesundheitseinrichtungen erhöht werden.

Die gemeinsamen Ziele von Prävention und Intervention sind den Umgang mit der chronischen Krankheit zu erlernen, den Zugang zu unterstützenden Rehabilitationsangeboten und Selbsthilfemaßnahmen zu legen, psychosoziale Unterstützung anzubieten und gesundheitliches Risikoverhalten zu verringern (vgl. Kreuter et al. 1995).

2. Intervention & Rehabilitation

Neben der medizinischen Hilfe bei Bluthochdruck, die meist aus einer Kombination aus Diuretika, Betablockern, Kalziumantagonisten und/oder ACE-Hemmern besteht, kommt nach Manifestation der Krankheit besonders dem Faktor der lebensstilverändernden Selbsthilfe eine große Bedeutung zu (vgl. Undeutsch und Kohl 1999).

Dieser beinhaltet die Verringerung der Risikofaktoren Stress, Belastungen, Bewegungsmangel, Fehlernährung und Rauchen. Ein weiterer wichtiger Faktor ist außerdem die Gewichtsreduktion.

Bei einer milden Hypertonie sollte zuerst auf diese allgemeinen Methoden zurückgegriffen werden, bevor medikamentöse Maßnahmen angestrebt werden. Häufig werden Patienten dahingehend mangelhaft beraten und schon bei einer milden Hypertonie medikamentös eingestellt. Eine Umfrage zeigte, dass 89,4% aller befragten Ärzte pharmakologische Maßnahmen auch bei geringer Ausprägung des Krankheitsbildes als essentiell notwendig betrachten. Somit gilt Bluthochdruck häufig nur als passiv behandelbare Krankheit, wobei die entscheidende Selbstbeeinflussbarkeit in den Hintergrund rückt (vgl. Leppin 1994).

Durch die Intervention sollen eine Senkung des durchschnittlichen systolischen bzw. diastolischen Blutwerts und die Verbesserung von ärztlicher Kontrolle und Therapie erreicht werden. Um präventive Verhaltensweisen zu stärken, zu regelmäßiger Blutdruckkontrolle anzuregen und eine höhere Compliance zu fördern, besteht eine große Aufgabe außerdem darin, die gesellschaftliche Wahrnehmung von Hypertonie zu verbessern (vgl. Kreuter et al. 1995).

2.1. Bewegung

"Sporttherapie ist die Anwendung von Training nach dem Grundprinzip der Trainingslehre zur Ergänzung der Therapie und zur Rehabilitation von Kranken." (Schauer et al. 1990, S. 18)

Bewegung und Sport kommt in der Hypertonietherapie eine große Bedeutung zu, da der Blutdruck durch die Verringerung des peripheren Gefäßwiderstands, dosierte Kreislaufbelastung und psychovegetative Stabilisierung gestärkt und damit auch bei erhöhter Beanspruchung belastbar gemacht werden kann.

Allerdings sollte Sportarten, die den Blutdruck heben, wie Wettkämpfe, Kraft- und Kampfsport, Intervalltraining und stressfördernder Sport gemieden und stattdessen Ausdauertraining nach der kontinuierlichen Dauermethode bevorzugt werden, da dieses die günstigsten Auswirkungen bei Herzkreislauferkrankungen aufweist. Dadurch können günstige Nebenwirkungen hinsichtlich Kochsalzverlust durch Schwitzen, Gewichtsabnahme, verbesserter Kohlenhydrat- und Fettstoffwechsel, eine stabilere psychische Belastungsfähigkeit und eine Steigerung des Gesundheitsbewusstseins erzielt werden.

Kontraindikationen für eine sportliche Betätigung bei Bluthochdruck sind Ruheblutdruckwerte größer 120/180 mmHg, ein systolischer Belastungsblutdruck höher 200 mmHg, eine schwere Koronarinsuffizienz, bedrohliche Herzrhythmusstörungen, akute entzündete oder durch Entzündungen hervorgerufene Erkrankungen und behindernde Erkrankungen des Bewegungsapparates, der Sinnesorgane und des Zentralen Nervensystems. Zudem sollten vor dem Beginn einer körperlichen Betätigung Belastbarkeitsvortests wie eine Spiroergometrie mit EKG oder eine kardiopulmonare Funktionsdiagnostik durchgeführt werden und auch im weiteren Verlauf regelmäßige ärztliche Untersuchungen erfolgen.

Als Häufigkeit und Dauer des Ausdauertrainings sollten mindestens dreimal wöchentlich 30 Minuten angestrebt werden, wobei das Alter, der Grad der Erkrankung und die Medikamenteneinstellung beachtet werden und Überbelastung und Kraftanstrengung vermieden werden muss. Die Pulsfrequenz stellt hierbei das objektive Belastungskriterium dar (vgl. Lagerstrøm et al. 1986). Zu achten ist außerdem auf einen langsamen Beginn und regelmäßige Ruhepausen. Bei Auftreten einer hypertonen Krise, das bedeutet systolischen Blutdruckwerten über 200 mmHg, Kopfschmerzen, Schwindel, Erbrechen, Augenflimmern, Verwirrtheit und/oder Sprachstörungen, muss die körperliche Bewegung sofort abgebrochen werden und eine Einweisung ins Krankenhaus erfolgen (vgl. Katz und Brusis 1986).

Mögliche Formen des Ausdauertrainings stellen Ballspiele ohne Wettkampfcharakter, Wandern, Jogging/Waldlauf, Radfahren, sowie unter Beachtung der klimatischen Bedingungen und Temperaturen auch Schwimmen und Skilanglauf dar (vgl. Schauer et al. 1990).

Bei übergewichtigen Personen, Patienten mit Gelenkschäden und nicht trainierbaren Personen kann auch Spazierengehen zur Verbesserung der Alltagsbelastbarkeit beitragen. Team- und Mannschaftsspiele wie Volleyball, Basketball oder Ringtennis können Motivation schaffen um die Patienten zur Aufnahme einer sportlichen Aktivität zu bewegen und Freude an Bewegung zu finden, allerdings fällt die Belastungssteuerung und die Kontrolle der Pulsfrequenz im Spiel meist schwer; eine kardiale Überanstrengung muss vorab durch angepasste Rahmenbedingungen ausgeschlossen werden. Ebenso lassen sich gymnastische Anteile gut in die Bewegungstherapie integrieren, da neben einer Schulung der motorische Grundfertigkeiten auch das Üben eines Anti-Stressverhaltens, Körperwahrnehmung und

Entspannungsverfahren wesentliche Inhalte des Trainings darstellen können (vgl. Lagerstrøm et al. 1986).

Falls vorab noch keine sportliche Betätigung erfolgte, kann der Beginn der Bewegungsumstellung prinzipiell in drei Phasen eingeteilt werden: Die Adaptionsphase, in der die Flexibilität und Koordination verbessert werden, die Aufbauphase, in der die kardiopulmonale Leistungsfähigkeit und die Funktionalität gesteigert werden und die Stabilisationsphase, die die Motivation zur Bindung an gesundheitssportliches Verhalten herstellen soll (vgl. Reuß et al. 1986).

Ziele von Sport und Bewegung in der Prävention von Hypertonie sind das Auslösen einer positiven Adaption, die Ergänzung eines gesundheitsfördernden Lebensstils und die Vorbeugung von Bewegungsmangel während in der Intervention und Rehabilitation vor allem die Entlastung, Stabilisation und Leistungsverbesserung des Herzens, die Stabilisation des psychischen Wohlbefindens und eine bessere Krankheitsbewältigung und Compliance im Vordergrund stehen (vgl. Schauer et al. 1990).

2.2. Ernährung

Eine Ernährungsumstellung bildet eine wichtige Grundlage der Prävention, Intervention und Rehabilitation und kann die Medikamentendosierung stark beeinflussen.

"Oft bekommt man eine leichte bis mittelschwere Hypertonie sogar allein durch eine Ernährungsumstellung in den Griff und kommt ohne Medikamente aus." (Undeutsch und Kohl 1999, S. 28)

Die Grundlagen der Ernährungstherapie bilden die Kochsalzreduktion, eine erhöhte Kaliumzufuhr, Alkoholrestriktion, eine ballaststoffreiche, fettarme Ernährungsweise und die Gewichtsreduktion.

2.2.1 Kochsalzreduzierte Ernährung

Kochsalz wird in der Industrie nicht nur als Geschmacksträger, sondern auch als Konservierungsmittel genutzt und ist somit in unserer Nahrung allgegenwärtig. In Naturvölkern, in denen nur 1/10 unserer Kochsalzaufnahme zugeführt wird, treten praktisch keine erhöhten Blutdruckwerte auf, woraus folgt, dass die Kombination aus Natrium und Chlorid, aus welchen Kochsalz besteht, direkten Einfluss auf den Blutdruck hat (vgl. Undeutsch und Kohl 1999, Kluthe und Kist 1988). Um dem Patienten die Ernährungsumstellung zu erleichtern, sollte Kochsalz in der Nahrung aber eher eingeschränkt als komplett verboten werden (vgl. Kellermann 1989). Obwohl bei Bluthochdruckpatienten zwischen kochsalzempfindlichen und kochsalzunempfinlichen Personen unterschieden werden muss[1], kann jedoch eine Kochsalzreduktion auf 5-6 g pro Tag generell eine blutdrucksenkende Wirkung aufweisen (vgl. Kluthe und Kist 1988). Dies ist besonders bei Diabetikern und Personen mit schweren Nierenerkrankungen oder Herzmuskelschwäche essentiell, da weniger Natrium über die Nieren ausgeschieden wird. In diesem Fall kann auch auf natriumarme (0,1 – 0,3g Kochsalz) oder natriumverminderte (ca. 0,6g Kochsalz) Lebensmittel zurückgegriffen werden. Stark natriumhaltig sind eingelegte Nahrungsmittel, Sauerkraut, geräucherte Lebensmittel, Fertigprodukte, Brot, Salzgebäck, Salznüsse, Gemüsesäfte, Cola und viele Hart- und Schnittkäse. Wenig Kochsalz enthalten dagegen frische Lebensmittel wie frischer Fisch, frisches Fleisch, Obst, Gemüse und Getreide. Diverse Zubereitungsmethoden wie Dämpfen, Dünsten, Grillen und Garen und die Verwendung von Kräutern und Gewürzen stellen eine gute Möglichkeit dar, um Salz einzusparen.

Auch Mineralwasser enthält Natrium, allerdings muss neben dem Natrium- auch auf den Chloridgehalt geachtet werden. Als natriumarm gilt ein Mineralwasser ab einem Natriumgehalt unter 20 mg/l.

Die Umstellung auf eine kochsalzreduzierte Kost zeigt nicht sofort Erfolge, erst nach vier bis sechs Wochen stellen sich die Geschmacksnerven auf die neue Ernährungsweise ein und der Blutdruck sinkt signifikant (vgl. Undeutsch und Kohl 1999).

2.2.2 Kalium

Kalium hat als Gegenspieler von Natrium blutdrucksenkende und entschlackende Wirkung und fördert die Natriumausscheidung. Enthalten ist Kalium in Nüssen, Gemüse und Obst – vor allem getrocknete Früchte sind stark

---

[1] Nur ein Drittel bis die Hälfte der Bevölkerung reagiert kochsalzempfindlich (vgl. Eschenbruch 1988)

kaliumhaltig. Beim Verzehr sollte allerdings auf die richtige Zubereitung geachtet werden um Mineralverluste zu verhindern (vgl. Undeutsch und Kohl 1999).

2.2.3 Kaffee und Alkohol

Alkohol erhöht den Blutdruck langfristig, weshalb die empfohlene Menge von maximal 30 g täglich bei Männern und maximal 15 g täglich bei Frauen nicht überschritten werden sollte.

Im Vergleich dazu lässt Kaffee den Blutdruck nur kurzzeitig ansteigen. Eine gute Alternative zu Kaffee stellt grüner Tee dar, da das beinhaltete Koffein milder und sanfter auftritt und somit blutdrucksenkend wirkt (vgl. Undeutsch und Kohl 1999).

2.2.4 Fettzufuhr

Hohe Cholesterinwerte stellen einen weiteren Risikofaktor für Hypertonie dar. Aus diesem Grund muss der Cholesterinspiegel bei Bluthochdruckpatienten regelmäßig kontrolliert und die Cholesterinaufnahme gesenkt werden.

Maßnahmen zur Einschränkung der Cholesterinzufuhr sind eine Verminderung der Gesamtfettzufuhr (vor allem tierischer Fette), die Reduzierung von Innereien, Eiern, Krusten und Schalentieren, eine ballaststoffreiche Ernährungsweise und eine erhöhte Aufnahme von einfach und mehrfach ungesättigten Fettsäuren sowie Omega-3-Fettsäuren. Omega-3 hemmt Entzündungsstoffe, die Arteriosklerose begünstigen, wirkt der Oxidation entgegen, die Sauerstoffradikale fördert und vermindert die Wirkung von Noradrenalin, welches gefäßverengend wirkt. Besonder reich an Omega-3-Fettsäuren ist Fisch (vgl. Undeutsch und Kohl 1999, Adam 2000).

2.2.5 Übergewicht

Eine Gewichtsabnahme führt bei Übergewicht zur Normalisierung der Blutdruckwerte und einer Verbesserung der Cholesterin- und Blutzuckerwerte. Pro Kilogramm Gewichtsverlust kann eine Blutdruckabnahme von 2-3 mmHg nachgewiesen werden (vgl. Undeutsch und Kohl 1999).

2.2.6 Vegetarische Ernährung

Personen mit vegetarischer Ernährungsweise zeichnen sich im Schnitt mit deutlich geringeren Cholesterinwerten, prozentual besser vertretenem HDL-Cholesterin, niedrigerem Blutdruck, geringerem Nikotin- und Alkoholkonsum, geringerem Körpergewicht und höherer Ballaststoffzufuhr aus. All diese Kennzeichen sprechen für ein geringeres Risiko an Herzkreislauferkrankungen im Allgemeinen zu erkranken. Aus diesem Grund kann eine vegetarische Lebensweise zur Prävention als auch zur Intervention als eine gute Möglichkeit der Ernährungsumstellung zur Bluthochdruckprophylaxe genutzt werden (vgl. Undeutsch und Kohl 1999, Rottka 1988).

2.3. Lebensstil

Allgemeines Ziel einer Lebensstiländerung ist der Abbau von gesundheits-schädlichem und der Aufbau von gesundheitsförderlichem Verhalten in Beruf und Freizeit (vgl. Schmagold und Brusis 1986).

Der gegenwärtige bevölkerungsweite Lebensstil ist durch einen hohen gesellschaftlichen Leistungsgedanken geprägt. Dieser erhöht die Gefahr einer jahrelangen Überanstrengung sowohl im Beruf als auch im Privatleben und kann durch einen mangelnden Ausgleich zu psychosomatischen und schweren chronischen Erkrankungen, darunter Hypertonie, führen. Oftmals werden die ersten Krankheitsanzeichen jedoch verdrängt und auftretende Beschwerden bagatellisiert und verleugnet, wodurch sich eine Unfähigkeit, eigene körperliche und seelische Grenzen zu erkennen, entwickeln kann (vgl. Müller-Fahrnow 1986).

Um Stresshormone abzubauen und somit den Blutdruck zu senken, ist es deshalb wichtig, sich gezielt Zeit für die Erholung einzurichten. Eine gezielte und bewusst eingeleitete Entspannung kann durch autosuggestive Verfahren wie Autogenes Training, progressive Muskelrelaxation, Yoga oder Meditation zu einer Bewältigung von diversen körperlichen und seelischen Problemen beitragen und zu Selbstheilungszwecken genutzt werden (vgl. Müller-Fahrnow 1986, Undeutsch und Kohl 1999).

Auch im Beruf sollte auf schwere körperliche Arbeit, Schichtdienst, hohe psychische Belastungen und Belastungen durch Lärm oder extreme Temperaturen verzichtet werden (vgl. Undeutsch und Kohl 1999).

Bei Urlaubsplanungen sollten Belastungen, Aufenthaltsdauer, Urlaubs- aktivitäten und Gefahren der Anreise berücksichtigt und beachtet und extreme Klimata vermieden werden. Vorsicht ist außerdem geboten bei Saunabesuchen, Sonnenbädern und Kaltwasseranwendungen (vgl. Schmagold und Brusis 1986).

Eine Aufgabe des Rauchens sollte zudem unbedingt angestrebt werden, denn Rauchen erhöht nicht nur den Blutdruck, sondern steigert zudem zusätzlich das Arterioskleroserisiko (vgl. Undeutsch und Kohl 1999).

2.4 Herzgruppen für Hypertoniepatienten

Herzgruppen für Hypertoniepatienten sollen genaue Handlungsanweisungen, Hintergrundwissen und Kenntnisse vermitteln, ein Problembewusstsein für Risikofaktoren und Gesundheitsverhalten schaffen, hemmende Einstellungen, Ängste und Verhaltensweisen offenlegen, das Gemeinschaftsgefühl stärken und die Teilnehmer unterstützen. Grundlage hierfür stellt die personenzentrierte Gesprächsführung dar. Mögliche Themen können die Entstehung von Bluthochdruck, die Bedeutung von Risikofaktoren, Übergewicht und Abnehmen, Nichtrauchertraining, Stressabbau, Typ-A-Persönlichkeit, die Angst vor bzw. mit der Krankheit, Depressionen, psychosomatische Reaktionen, Altern und Sterben, Sexualität, Schlaf-/ Konzentrations- und Arbeitsstörungen, Freizeit- und Urlaubsgestaltung und Medikamente, Operationen und Untersuchungen sein (vgl. Hübel und Kauderer-Hübel 1986b).

Im Falle von seelischen Problemen oder komorbiden psychischen Erkrankungen bei Patienten stellt die Psychotherapie, also "die Behandlung von gefühlsbedingten Problemen mit psychologischen Mitteln" (Hübel und Kauderer-Hübel 1986a, S. 154) die Grundlage der Behandlung dar. Diese kann in den Formen der Psychoanalyse, der Gesprächstherapie oder der Verhaltenstherapie eingesetzt werden (vgl. ebd.).

3. Hypertonieschulungsprogramm Deutscher Ärzteverlag

3.1. Beschreibung des Programms

Das Schulungsprogramm des Deutschen Ärzteverlags für Patienten mit Hypertonie, welches im Folgenden dargestellt und bewertet wird, ist in vier Unterrichtseinheiten mit jeweils 120 Minuten aufgeteilt. Die erste Unterrichtseinheit beschäftigt sich mit der Blutdruckmessung, die zweite mit Ernährung und körperlicher Bewegung, die dritte mit Salzreduktion und verschiedenen Medikamenten und die vierte Einheit behandelt die Themen Rauchen, Stress und Blutdruckkrisen. In der zweiten, dritten und vierten Einheit werden zudem die Themen der vorherigen Sitzung durch Fragenblätter oder Fragekärtchen wiederholt und abgefragt. Die Teilnehmer bekommen zu Beginn des Programms die begleitende Lektüre "Mein Buch über den hohen Blutdruck". Die Schulungskraft erhält vorab ein Lehrbuch, ein Curriculum des Programms, Unterrichtskarten mit den jeweiligen Themen und dazugehörigen Übungen. Zudem sind diverse Schautafeln zu jeder Unterrichtseinheit und Nahrungsmittelfotos zur Ernährungsschulung beinhaltet. Das Lehrbuch vermittelt der Schulungskraft zusätzlich zu einem obligatorischen Fortbildungsseminar die Grundlagen über arterielle Hypertonie und beinhaltet im Anhang einen kurzen pädagogischen Leitfaden zur Gruppenleitung bei Hypertoniepatienten (vgl. Jörgens und Grüßer 2005).

3.2. Kritik

Das Programm ist alles in allem sehr übersichtlich aufgebaut, kann eine klare Struktur vorweisen und ist durch die vorhandenen Schautafeln und das begleitende Patientenbuch anschaulich und einfach dargestellt.
Dennoch müssen diverse Inhalte und Maßnahmen kritisch betrachtet werden.
Das Schulungsprogramm kann keine langfristige aussagekräftige Evaluation vorweisen; es fehlen transparente Zahlen und Ergebnisse[2].

---

[2] Laut der Internetseite des Deutschen Ärzteverlags zeigte eine im Rahmen des Programmes durchgeführte kontrollierte Studie, dass das aus vier Unterrichtseinheiten bestehende Konzept erfolgreich in Arztpraxen eingesetzt werden kann und ergab eine relevante Verbesserung der Blutdruckwerte im Vergleich von Kontroll- und Testgruppe im Verlauf von drei Jahren. Dies wurde allerdings nicht weiter konkretisiert oder belegt. (vgl. http://www.aerzteverlag.de/default.asp?docid=117, Stand: 15.01.2013)

Die ernährungstherapeutischen Ansätze sind aus gesundheitspädagogischer Sicht zu einseitig ausgerichtet, da diverse unbedenkliche Nahrungsmittel als ungesund oder gefährlich eingestuft werden und es vorstellbar ist, dass Patienten durch die innerhalb der Schulung getroffenen Aussagen verunsichert werden könnten. Auch wird auf das Thema *Bewegung bei/mit Hypertonie* nur sehr kurz und undifferenziert eingegangen, obwohl es wie oben dargestellt in der gängigen Literatur einen relativ großen Umfang einnimmt.

Zudem bleibt fraglich, ob eine vierwöchige Dauer eine langfristige Verhaltensänderung und Ernährungsumstellung induzieren kann.

Schluss

Schulungsprogramme für Hypertoniker sind aus gesundheitspädagogischer Sicht von großer Wichtigkeit für Betroffene, da sie den Patienten Empowerment hinsichtlich ihrer Erkrankung ermöglichen. Häufig wird Hypertonie von Ärzten als rein passiv behandelbare Krankheit dargestellt, die nur medikamentös effektiv eingestellt werden kann und die Patienten werden in die Therapie nur mangelhaft aktiv einbezogen. Wie oben dargelegt kann jedoch eine risikofaktorenvermindernde Lebensstiländerung und Ernährungs- bzw. Bewegungsumstellung langfristig eine mindestens ebenso effektive Einstellung der Blutdruckwerte erzielen wie die pharmakologische Behandlung der Krankheit. Die Verbreitung von präventiven Maßnahmen und die Durchführung von Patientenschulungen in Intervention und Prävention können dabei ein großes Aufgabenfeld für Gesundheitspädagogen und Gesundheitspädagoginnen darstellen, da die ärztliche Sichtweise häufig zu einseitig ausfällt und die interdisziplinare Ausrichtung fehlt oder nur ansatzweise vorhanden ist.

Literaturverzeichnis

Adam, Olaf (2000): Omega-3: Fitness durch Fische und Öle. So hilft die Natur bei Herz-Kreislauferkrankungen, Bluthochdruck, Arteriosklerose, Rheuma, Diabetes, Allergien. Weil der Stadt: Hädecke.

Eschenbruch, B. (1988): zur Wirkung natriumhaltiger Mineral- und Heilwässer auf das Blutdruckverhalten. In: Udo Rabast und M.-L Götz (Hg.): Klinik und Therapie bei Nierenerkrankungen, Herz-Kreislauferkrankungen. Ausgewählte Kapitel Gastroenterologie, Lebensmittelrecht, Küchenorganisation. Berlin: Hygieneplan GmbH, S. 109–115.

Hübel, M.; Kauderer-Hübel, M. (1986a): Formen der Psychotherapie. In: O. A. Brusis und H. Weber-Falkensammler (Hg.): Handbuch der Koronargruppenbetreuung. 2. Aufl. Erlangen: Perimed-Fachbuch-Verlagsgesellschaft, S. 153–164.

Hübel, M.; Kauderer-Hübel, M. (1986b): Gesprächsführung für Herzgruppen. In: O. A. Brusis und H. Weber-Falkensammler (Hg.): Handbuch der Koronargruppenbetreuung. 2. Aufl. Erlangen: Perimed-Fachbuch-Verlagsgesellschaft, S. 165–178.

Jörgens, V.; Grüßer, M. (2005): Behandlungs- und Schulungsprogramm für Patienten mit Hypertonie. Lehrbuch für die Schulungskraft. Unter Mitarbeit von F. W. Lohmann. 4. Auflage. Köln: Deutscher Ärzte-Verlag.

Katz, B.; Brusis, O. A. (1986): Notfallmaßnahmen in der ambulanten Herzgruppe. In: O. A. Brusis und H. Weber-Falkensammler (Hg.): Handbuch der Koronargruppenbetreuung. 2. Aufl. Erlangen: Perimed-Fachbuch-Verlagsgesellschaft, S. 143–152.

Kellermann, Monika (1989): Diät-Ratgeber bei Bluthochdruck und erhöhten Blutfetten. Kochsalz-, cholesterin- u. energiereduzierte Diät. 2. Auflage. München, Wien, Zürich: BLV-Verlagsgesellschaft.

Kluthe, R.; Kist, L. (1988): Kochsalzeingeschränkte Kost - eine sinnvolle prophylaktische und therapeutische Maßnahme? In: Udo Rabast und M.-L Götz (Hg.): Klinik und Therapie bei Nierenerkrankungen, Herz-Kreislauferkrankungen. Ausgewählte Kapitel Gastroenterologie, Lebensmittelrecht, Küchenorganisation. Berlin: Hygieneplan GmbH, S. 84–95.

Kreuter, Hansheinz; Klaes, Lothar; Hoffmeister, Hans; Laaser, Ulrich (1995): Prävention von Herz-Kreislaufkrankheiten. Ergebnisse und Konsequenzen der deutschen Herz-Kreislauf-Präventionsstudie (DHP). Weinheim, München: Juventa.

Lagerstrøm, D.; Rösch, H.; Wicharz, J. (1986): Übungs- und Trainingsformen. In: O. A. Brusis und H. Weber-Falkensammler (Hg.): Handbuch der Koronargruppenbetreuung. 2. Aufl. Erlangen: Perimed-Fachbuch-Verlagsgesellschaft, S. 231–264.

Leppin, Anja (1994): Bedingungen des Gesundheitsverhaltens. Risikowahrnehmung und persönliche Ressourcen. Weinheim, München: Juventa.

Müller-Fahrnow, W. (1986): Entspannungstechniken. In: O. A. Brusis und H. Weber-Falkensammler (Hg.): Handbuch der Koronargruppenbetreuung. 2. Aufl. Erlangen: Perimed-Fachbuch-Verlagsgesellschaft, S. 179–183.

Reuß, P.; Lagerstrøm, D.; Seibert, H. (1986): Programmaufbau in der ambulanten Herzgruppe. In: O. A. Brusis und H. Weber-Falkensammler (Hg.): Handbuch der Koronargruppenbetreuung. 2. Aufl. Erlangen: Perimed-Fachbuch-Verlagsgesellschaft, S. 213–230.

Rottka, H. (1988): Die Rolle der Vegetarischen Ernährung für die Prävention von Herz-Kreislauferkrankungen. In: Udo Rabast und M.-L Götz (Hg.): Klinik und Therapie bei Nierenerkrankungen, Herz-Kreislauferkrankungen. Ausgewählte Kapitel Gastroenterologie, Lebensmittelrecht, Küchenorganisation. Berlin: Hygieneplan GmbH, S. 50–57.

Schauer, Joachim; Schleusing, Gottfried; Voigt, Helge (1990): Bewegungstherapie bei Herz-, Kreislauf- und Lungenkrankheiten. Üben und Sporttherapie. Leipzig: Johann Ambrosius Barth.

Schirop, Th (1988): Prophylaxe und diätische Therapie bei Herz-Kreislauferkrankungen. aus Sicht des Arztes. In: Udo Rabast und M.-L Götz (Hg.): Klinik und Therapie bei Nierenerkrankungen, Herz-Kreislauferkrankungen. Ausgewählte Kapitel Gastroenterologie, Lebensmittelrecht, Küchenorganisation. Berlin: Hygieneplan GmbH, S. 66–70.

Schmagold, J.; Brusis, O. A. (1986): Freizeit und Freizeitsportarten. In: O. A. Brusis und H. Weber-Falkensammler (Hg.): Handbuch der Koronargruppenbetreuung. 2. Aufl. Erlangen: Perimed-Fachbuch-Verlagsgesellschaft, S. 265–276.

Timmermann, U. (1988): Prophylaxe und diätische Therapie bei Herz-Kreislauferkrankungen. aus Sicht der Diätassetentin. In: Udo Rabast und M.-L Götz (Hg.): Klinik und Therapie bei Nierenerkrankungen, Herz-Kreislauferkrankungen. Ausgewählte Kapitel Gastroenterologie, Lebensmittelrecht, Küchenorganisation. Berlin: Hygieneplan GmbH, S. 71–83.

Undeutsch, Klaus; Kohl, Oliver (1999): Abwechslungsreiche Diät bei Bluthochdruck. Stuttgart: TRIAS.